Docteur Sébastien PENNOBER
Licencié ès sciences
Médecin de la Marine

DE L'EXCLUSION DU PYLORE PAR LA MÉTHODE DE PARLAVECCHIO

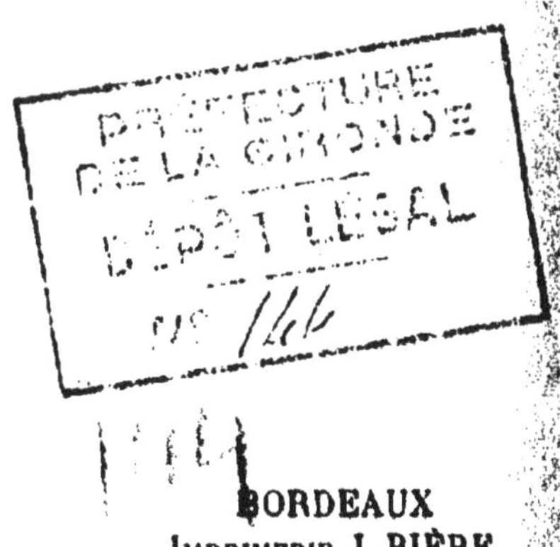

BORDEAUX
IMPRIMERIE J. BIÈRE
18, 20, 22, rue du Peugue
1922

Bocte

PENNOBER

Docteur Sébastien PENNOBER
Licencié ès sciences
Médecin de la Marine

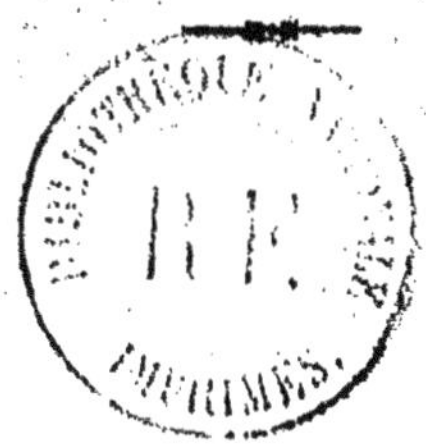

DE L'EXCLUSION DU PYLORE PAR LA MÉTHODE DE PARLAVECCHIO

BORDEAUX
Imprimerie J. BIÈRE
18, 20, 22, rue du Peugue
1922

A MON PERE, A MA MERE

En témoignage de ma reconnaissance et de mon affection.

A MON FRERE ETIENNE PENNOBER

ELÈVE COMMISSAIRE DE LA MARINE
DOCTEUR EN DROIT

A MES PARENTS, A MES AMIS

A Monsieur le docteur BELLOT

MÉDECIN GÉNÉRAL DE 1re CLASSE DE LA MARINE
DIRECTEUR DE L'ÉCOLE PRINCIPALE DU SERVICE DE SANTÉ
DE LA MARINE ET DES COLONIES
COMMANDEUR DE LA LÉGION D'HONNEUR
OFFICIER DE L'INSTRUCTION PUBLIQUE

A Monsieur le docteur AURÉGAN

MÉDECIN EN CHEF DE 1re CLASSE DE LA MARINE
SOUS-DIRECTEUR DE L'ÉCOLE PRINCIPALE DU SERVICE DE SANTÉ
DE LA MARINE ET DES COLONIES
OFFICIER DE LA LÉGION D'HONNEUR

A MES PROFESSEURS DE L'ECOLE DE BORDEAUX

A MES MAITRES DE LA FACULTE

A MON PRÉSIDENT DE THÈSE

MONSIEUR LE PROFESSEUR J. GUYOT

CHARGÉ DU COURS DE PATHOLOGIE EXTERNE
CHIRURGIEN DE L'HOPITAL St ANDRÉ
MEMBRE CORRESPONDANT DE LA SOCIÉTÉ DE CHIRURGIE
CHEVALIER DE LA LÉGION D'HONNEUR
CROIX DE GUERRE
OFFICIER DE L'INSTRUCTION PUBLIQUE
OFFICIER DE L'ORDRE DE SAINTE ANNE

Qu'il nous soit permis ici de lui témoigner notre reconnaissance pour la bienveillance qu'il nous a toujours témoignée, les conseils éclairés qu'il ne nous a pas ménagés et pour le grand honneur qu'il nous fait d'accepter le présidence de cette thèse dont il nous a inspiré le sujet.

INTRODUCTION

Bien que l'on ait peut-être exagéré, ces dernières années, l'insuffisance de la gastro-entérostomie simple, pratiquée dans les cas d'ulcères pyloriques ou duodénaux, il demeure certain que la persistance de la perméabilité pylorique est fâcheuse : une partie du chyme gastrique continue à passer par le pylore, vient irriter l'ulcère et l'on s'explique ainsi, le retour des douleurs, la persistance des hémorragies, la perforation même de l'ulcère qui continue à évoluer. Il serait donc souhaitable de compléter toute gastro-entérostomie par une exclusion du pylore.

Les moyens de pratiquer cette opération sont nombreux, l'énumération que nous en faisons au chapitre II de cette thèse le montre bien, mais le plus simple, le plus rapide est sans aucun doute le procédé par ligature préconisé par Parlavecchio en 1910.

En présence des résultats discordants publiés par les divers chirurgiens qui l'ont employé, il nous a semblé intéressant, après avoir étudié en détail la technique préconisée par Parlavecchio, de rechercher les causes d'insuccès des premiers auteurs et de montrer en nous basant sur les observations déjà connues et sur les résultats obtenus par M. le professeur Guyot, que l'on peut réaliser d'une façon certaine, une exclusion durable par cette méthode si peu employée, presque condamnée et qui devrait être au contraire celle de choix puisqu'elle est la plus simple.

CHAPITRE PREMIER

Utilité de l'exclusion du pylore comme complément à la gastro-entérostomie

Deux malades ayant des troubles et des lésions à peu près identiques sont opérés par Euriquez : chez l'un il fait une gastro-entérostomie avec exclusion qui le guérit d'emblée : les douleurs cessent immédiatement et ne reparaissent plus, le malade engraisse de 9 kilos du 29 juillet, date de l'opération au 8 septembre ; chez l'autre il fait une gastro-entérostomie simple, les troubles persistent et la guérison ne survient que lorsque dans une seconde intervention, l'exclusion a été ajoutée à la gastro-entérostomie : les douleurs cessent, le malade engraisse de 6 kilogs en deux mois ; dans un troisième cas, la guérison que n'avait pu donner la simple gastro-entérostomie : les douleurs persistent, il y a des vomissements non alimentaires mais bilieux, est obtenue en y ajoutant l'exclusion du pylore : la malade voit ses vomissements bilieux disparaître, ne souffre plus, augmente de poids.

Il ne peut y avoir, nous semble-t-il, exemples plus typiques pour démontrer l'insuffisance de la gastro-entérostomie simple dans certains cas et l'utilité de lui adjoindre l'exclusion du pylore. Tous les chirurgiens cependant ne l'admettent pas encore et récemment (1921) Mayo, dont la compétence en la matière n'est pas discutable écrivait : l'exclusion du pylore est une manœuvre inutile et d'ailleurs surannée : les résultats obtenus par l'exclusion du pylore peuvent l'être par la simple gastro-entérostomie.

Il faut reconnaître que la gastro-entérostomie simple comme thérapeutique de l'ulcère duodénal ou pylorique donne très souvent de bons résultats, mais si l'exclusion du pylore n'est pas indispensable pour obliger le contenu gastrique à passer par l'anastomose lorsque l'opération est correctement exécutée (bouche moyenne, siège près du pylore d'après Hartmann) il demeure néanmoins certain que hors le cas de sténose concomitante, une partie du chyme continue à passer par le pylore et Hesse qui a fait à ce sujet le travail le plus complet, a obtenu les résultats suivants : dans tous les cas sauf 4 (l'opération ayant été pratiquée 27 fois pour ulcère récent ou pour états consécutifs à des ulcères anciens) l'évacuation de l'estomac s'est toujours faite, partie par la gastro-entérostomie, partie par le pylore et le duodénum. Dans 4 cas seulement sur 27 l'évacuation par le pylore faisait complètement défaut mais dans deux cas existait une sténose pylorique très serrée ; dans les 2 autres il n'y avait pas la moindre sténose mais Hesse suppose que dans ces 3 cas l'évacuation par le pylore a passé inaperçue par suite d'une position défectueuse du malade.

La G. E. ne met donc nullement un ulcère au repos, elle n'agit que dans le cas où il y a une sténose pylorique concomitante, son rôle est purement mécanique : c'est ce qui explique qu'elle ne supprime pas toujours les phénomènes douloureux et qu'elle ne met pas à l'abri des hématémèses tardives et surtout prochaines : on sait aujourd'hui qu'il ne faut opérer que dans les cas de petites hémorragies continues ; or dans ces cas la G. E. est insuffisante ; si on joint au contraire l'exclusion, la région saignante est mise au repos et dans les meilleures conditions pour que l'hémorragie cesse. Une remarque cependant s'impose. Il ne faut pas croire que cette exclusion du pylore mettra toujours le malade à l'abri de l'hémorragie : il est bien probable, comme le fait remarquer Tuffier, que celles qui sont survenues deux ou trois jours après une G. E. simple étaient dues à un travail ulcératif et avancé contre lesquelles nos opérations palliatives ne peuvent rien : ainsi Jonnesco eut dans un cas, après exclusion du pylore, une hémorragie foudroyante survenue dans le décours opératoire : elle était due à deux artérioles béantes au niveau de l'ulcère.

De même Eiselsberg eut une récidive d'hémorragie au bout de 6 mois : ceci prouve comme le dit Leriche que l'excision est la méthode la plus sûre dans le traitement de l'ulcère ; comme elle n'est pas toujours possible, il nous faut employer une opération palliative ; or dans toute opération palliative un danger persiste : ce danger l'exclusion le réduit au minimum.

Enfin en pratiquant l'exclusion, l'ulcère isolé de la cavité gastrique n'est plus irrité par une suc hyperacide et il est mis ainsi dans les conditions les plus propices pour cicatriser. Ainsi Jianu et Grossmann ont montré que les cellules de bordure présentent de la dégénérescence vasculaire ; les cellules principales disparaissent presque complètement, la sécrétion diminue et finit même par cesser complètement.

On évite ainsi la perforation ou la cancérisation qui peuvent se produire par suite de l'évolution persistante de l'ulcère malgré la G. E.

Aussi, dans tous les cas où le pylore est perméable, il nous semble nécessaire de compléter la G. E. par l'exclusion : lorsqu'un ulcère a résisté à un traitement médical et à une diététique sévère le seul moyen d'en assurer la guérison est de le soustraire totalement et non incomplètement à l'action corrosive du suc gastrique.

Donc, dans les ulcères duodénaux ou le pylore est toujours largement perméable l'exclusion doit compléter la G. E. ; pour les ulcères pyloriques et prépyloriques accompagnés habituellement de spasme du pylore, il nous semble utile, encore, malgré les bons résultats que donne souvent la G. E. simple dans ces cas-là, d'y adjoindre l'exclusion qui a l'avantage de mettre la région malade absolument au repos, surtout si ce complément à la G. E. n'aggrave ni n'allonge l'opération.

Dans les cas de sténose fibreuse et serrée l'exclusion devient inutile.

CHAPITRE II

Des divers procédés d'exclusion du pylore

Beaucoup de chirurgiens ne pratiquent pas systématiquement l'exclusion du pylore, parce que, disent-ils, la G. E. simple donnant souvent de bons résultats il nous semble inutile d'exposer le malade à une opération plus grave et plus longue. Le sujet de cette thèse est de montrer que parmi les nombreux procédés d'exclusion préconisés il en est un, simple et rapide n'augmentant pas les risques de l'opération et donnant d'excellents résultats : c'est le procédé de Parlavecchio. Avant de l'étudier en détail nous énumérerons les principaux procédés d'exclusion

Nous les classerons en deux groupes : dans l'un nous rangerons les procédés dans lesquels la muqueuse gastrique est discontinuée; ce sont les procédés d'exclusion par section; dans l'autre seront les procédés dans lesquels la muqueuse gastrique n'est pas discontinuée : il y en a 2 types principaux: les procédés par plicature et ceux par ligature.

Procédé par section. — C'est Doyen qui en 1892 fit la première exclusion du pylore et ceci de propos délibéré puisque, au VIIe congrès français de chirurgie, il disait : si le pylore ne doit pas être enlevé, il faut néanmoins l'oblitérer afin d'obtenir un fonctionnement parfait de l'orifice gastro-jéjunal. Il employa le procédé par section transversale en amont de l'anneau pylorique et sutures consécutives.

En 1895, Von Eiselsberg se fit le défenseur de ce procédé, en décrivit la technique, exposa au congrès de Bruxelle en 1905 les résultats excellents qu'il avait obtenus dans 5 cas dont 2 récents. Jonnesco en 1907 pratiqua le premier, en série, l'exclusion contre l'ulcère gastrique et en fut le défenseur ardent au

XXe congrès français de chirurgie. Cependant l'emploi de l'exclusion ne se généralisa pas à cause de la gravité de ce procédé opératoire; Leriche en 1911 le modifia pour en augmenter la rapidité : deux choses permettent, dit-il, de gagner beaucoup de temps; le choix du lieu de section et le mode d'établissement de la G. E.

1° on coupe l'estomac en plein sphincter pylorique et non plus au niveau de l'antre pylorique; les tranches de section étant de ce fait très diminuées, chacune d'elle sera presque close par un dédoublement du sphincter; 3 ou 4 points de suture musculo-muqueuse suffiront à clore la cavité gastrique, deux rapides surjets séro-séreux suffiront à enfouir la première suture et l'exclusion ne demandera pas dix minutes;

2° le pylore étant définitivement bouché on pourra employer le bouton de Jaboulay pour faire la G. E. ce qui supprime la suture et raccourcit ainsi de beaucoup la durée de l'opération.

Remarquons tout d'abord que cette exclusion du duodénum, comme l'appelle Leriche, n'est pas applicable dans les cas d'ulcères pyloriques ou prépyloriques. Dans ces cas, il faut sectionner comme le recommande Eiselsberg à 3 ou 4 cm. en amont de l'anneau pylorique. D'autre part, une intervention qui ouvre la cavité gastrique et qui expose aux difficultés de la fermeture du bout duodénal dont la surface n'est pas péritonisée ne peut être considée comme bénigne : on peut hésiter à la pratiquer; elle n'est pas applicable en tout cas aux malades affaiblis.

Procédés par plicature.— Doyen qui le premier avait réalisé l'exclusion par le procédé de la section s'était rendu compte de sa gravité et la même année décrivait un procédé plus simple, beaucoup plus rapide : « nous invaginons tout d'abord avec le doigt, vers le duodénum une petite partie des parois de l'estomac que nous fixons par 3 ou 4 points de suture : nous replions ensuite le pylore en avant de cette invagination minuscule en suturant ses bords supérieurs et inférieurs par une suture longitudinale soit en surjet, soit en points séparés ». Ce procédé peut, dit-il, réaliser un rétrécissement *très prononcé* du calibre de l'estomac et par sa rapidité et sa facilité d'exécution se recommande chez les malades particulièrement affaiblis.

C'est cette plicature du duodénum que Mayo en 1905 décrivit sous le nom de blocage.

La pylorraphie que Beule (de Gand) décrivit en 1912 n'en est qu'une variante : on fait deux plis transversaux à la face antérieure du pylore et de la portion horizontale du duodénum, plis qu'on adosse et qu'on fixe par un petit surjet. On peut ainsi rétrécir à volonté et même effacer complètement la lumière de l'intestion.

Nous rapprocherons encore de ces procédés celui de Girard qui incise verticalement la face antérieure de l'estomac de la petite à la grande courbure jusqu'à la muqueuse, décolle les lèvres de cette incision séro-musculeuse surtout en leur milieu et tirant horizontalement en ce point à l'aide de deux crochets mousses, transforme en un losange cette plaie, qui est suturée horizontalement.

Le procédé sous-séreux de Biondi (1912) modifié par Georgesco (1921) consiste après avoir sectionné la sero-musculaire de la petite à la grande courbure, à disséquer les lèvres de la plaie musculaire de la muqueuse sous-jacente : la dissection en arrière se fait, de l'aveu même des auteurs, *avec une certaine difficulté, la muqueuse étant souvent altérée et friable.* A l'aide d'une pince écrasante, on réduit la muqueuse à un feuillet mince que l'on lie avec deux fils entre lesquels on la sectionne avec le thermocautère ; l'incision séro-musculaire est alors transformée en longitudinale à l'aide d'un fil qui rapproche les deux extrémités de la plaie. On suture ensuite la séro-musculaire. A la suite de ce mode de fermeture l'organe est très sténosé à l'extérieur, son lumen est complètement interrompu.

De ces divers procédés nous dirons des premiers (plicature de Doyen, blocage de Mayo) qu'ils sont en effet très simples mais ne réalisent qu'une sténose incomplète du pylore ; des derniers venus nous ne pouvons que répéter ce que disait Pierre Duval au dernier congrès de chirurgie en 1920 en parlant d'un nouveau procédé par plicature « n'ayant aucune expérience de cette méthode nous ne pouvons que la signaler sans nous permettre de l'apprécier ». Nous ferons cependant la remarque suivante, c'est que certains de ces nouveaux procédés par plicature sont aussi difficiles et aussi longs à réaliser que le procédé classique par section.

Procédés par ligature. — Berg en 1903, pour tarir une fistule, consécutive à une perforation d'ulcère du duodénum ferma l'orifice pylorique à l'aide d'un fil de soie : l'un des deux malades sur lesquels il fit cette opération mourut mais tardivement et alors que la fistule s'était tarie. Cackovic avait déjà préconisé cette méthode et le rappela à cette occasion.

En 1908, Bogoliouhov réalise sur l'animal l'exclusion de l'intestin au moyen d'une bandelette aponévrotique prélevée sur l'aponévrose du grand droit et consolidée par un fil de soie.

Mais c'est Parlavecchio en 1910 qui étudia expérimentalement et cliniquement les résultats de l'exclusion du pylore faite suivant une technique qu'il décrivit et qui consiste essentiellement à passer autour du pylore un fil non élastique ou mieux un lacet et à le serrer autant qu'il faut pour fermer la lumière mais sans maltraiter et sans étrangler les tissus enlacés. On produit ainsi une sténose qui persisterait à l'état de cicatrice et assurerait sans risque tous les avantages de l'exclusion vraie. Cette méthode de Parlavecchio fut très discutée : on lui reprocha surtout de ne réaliser qu'une exclusion temporaire et l'on se tourna de nouveau vers les procédés de ligature à l'aide de lanières aponévrotiques : Wilms en 1912, Poddighe en 1914 prélèvent leurs bandelettes aponévrotiques sur le fascia lata. Ces procédés de ligatures aponévrotiques prolongent l'opération et augmentent le choc opératoire.

L'exclusion au lacet telle que l'a préconisée Parlavecchio est au contraire extrêmement rapide et simple à réaliser ; si les résultats qu'elle donne sont bons, il semble que c'est cette méthode que l'on doit préférer : or, nous avons pu constater par nous-même qu'elle peut les donner.

CHAPITRE III

Étude du procédé de Parlavecchio

La technique opératoire du Pr Parlavecchio a été décrite avec détail par son élève Raudisi dans la « Clinica chirurgica du 31 décembre 1910 »

Nous donnons ici la traduction de l'article de Raudisi :

L'incision médiane de l'abdomen de l'appendice xyphoïde à la cicatrice ombilicale étant faite, on ouvre la séreuse pariétale et on va reconnaître l'estomac. On met bien en évidence la grande et la petite courbure surtout vers la région pylorique et on fait une petite ouverture dans l'épiploon gastro-colique entre les 2 vaisseaux longitudinaux, à 1 cm. de la grande courbure et à 5 cm. environ du pylore.

A travers cette ouverture épiploïque on introduit le petit clamp courbe portant le fil constricteur dans l'arrière cavité des épiploons et on fait avancer l'extrémité de cet instrument dans le ligament gastro-hépatique à 1 cm. de la petite courbure et à 4 cm. du pylore.

Avec la pointe du clamp on ouvre tout en épargnant les vaisseaux épiploïques le ligament sus-indiqué et de cette ouverture on fait émerger la pointe pendant qu'une pince prend et retire le fil constricteur. On retire le clamp conducteur et on serre le fil circulairement sur l'estomac *en serrant le nœud perpendiculairement à l'axe* principal, jusqu'à ce qu'on sente la *résistance pleine des tuniques gastriques, mais sans produire de lésion.*

On rétablit le circuit intestinal : pour cette opération on peut employer soit la méthode de Roux en Y, soit celle à anse appliquée à la paroi postérieure de l'estomac.

L'ouverture des tuniques gastro-intestinales par l'anastomose latéro-latérale est pratiquée sur une longueur d'environ 6 cms.

Après avoir ainsi tracé les points principaux de la technique adoptée, Raudisi expose le résultat de ses expériences :

Expérience I

Chien robuste à robe noire. Poids 15 kilogs. Chloronarcose. Laparotomie médiane. On adopte comme lien constricteur un *petit lacet de colon large de* 5 *mm.* minutieusement stérilisé, placé à un peu moins de deux doigts au-dessus du pylore, G. E. rétrocolique et isopéristallique de Von Hacker.

Suites opératoires normales. On maintient pendant 3 jours l'animal à la diète lactée et puis on le met à l'alimentation commune (bouillon, pâtes, pain, etc.).

Résultats de l'autopsie. — L'animal est sacrifié 40 jours après l'opération. On enlève l'estomac avec la première portion de l'intestin jusqu'au point anastomotique. Un sillon circulaire à 4 cm. environ du pylore divise l'estomac en 2 parties inégales : la plus grande avec le cardia, la plus petite avec le pylore et cette dépression correspond au point d'application du petit lien, lequel se présente, couvert d'exudats et de replis épiploïques adhérents. Après avoir observé la paroi postérieure de l'estomac on remarque, sur la partie médiane de la grande courbure, l'adhérence d'une anse intestinale correspondant à la gastro-entérostomie, et après avoir ouvert la cavité gastrique dans sa portion cardiaque on voit que la muqueuse est d'aspect différent en plusieurs points. On voit ainsi un remarquable relief et une hypertrophie des plis muqueux tout autour du nouvel orifice de communication avec l'intestin. Par contre, dans le fond de l'estomac, la surface de la muqueuse est moins relevée. A proximité de la sténose artificielle, la muqueuse de la paroi intérieure se présente aplatie et toute la paroi même est comme ratatinée; la muqueuse de la paroi postérieure conserve, par contre, son aspect rugueux caractéristique. A l'épreuve de l'eau on constate que le point sténosé est imperméable.

Après avoir ouvert la portion pylorique, on remarque qu'elle est très réduite de volume; la muqueuse est tout à fait plate avec quelques rares reliefs et les tuniques musculaires sont remarquablement réduites d'épaisseur par rapport à celle de la portion cardiaque. En sectionnant le point sténosé, on voit que la lumière viscérale est complètement obturée par l'agglomération de la surface de la muqueuse repliée sur elle-même, dont les hauts plis se soulèvent vers la cavité. La musculaire se montre par contre amincie; *le lien est immédiatemen sous la séreuse.*

En observant avec plus d'attention comment se comporte la musculaire et la muqueuse dans le point sténosé, on peut remarquer aisément que pendant que la tunique musculaire se présente à surface lisse et parfaitement adaptée au nœud fait par la petite tresse, la muqueuse par contre n'a rien perdu en apparence de son élasticité et qu'elle est soulevée en plis nombreux en s'adaptant au peu d'espace qui lui est réservé. On peut penser que la musculaire s'adapte aux nouvelles dimensions par sa contractilité, mais surtout parce qu'elle ressent plus vite l'action atrophique du lien constricteur. Il importe enfin de noter que dans le point sténosé, sauf les adhérences épiploïques et les exudats qui recouvrent la petite tresse, n'existe aucune trace de tissu cicatriciel.

Résultat de l'examen microscopique. — On fait une section longitudinale intéressant le point serré et une petite portion inférieure et supérieure de celui-ci. A l'ouverture, on remarque que la cavité est rétrécie, constituant ainsi une vraie cavité virtuelle. Le lien reste invisible à l'extérieur et seulement après avoir pratiqué une section on voit qu'il est enchâssé dans l'épaisseur des parois gastriques.

Pour l'examen microscopique, des petits fragments intéressés par la section après l'extraction du lien ont été minutieusement lavés et fixés 24 heures dans l'alcool à 95°; 6 heures dans l'alcool absolu (changé deux fois); 6 heures dans de l'alcool absolu et xylol à parties égales; 3 heures en xylol (changé deux fois); 6 heures en xylol saturé et paraffine dure (fusion à 60°); étuve à 37°; paraffine molle (45°) pendant 6 heures; une demi-heure en paraffine à 55°. Inclusion.

Les coupes ont été colorées à l'hématéine éosine; avec des préparations ainsi faites on remarque ce qui suit : la muqueuse située au-dessus et au-dessous du point d'attache ne présente rien de remarquable. Dans la sous-muqueuse on remarque quelques infiltrations de cellules rondes; la musculaire ne présente que de rares lymphocytes infiltrés parmi les éléments cellulaires surtout à l'approche du trait sténosé. La muqueuse qui correspond au lien se présente atrophiée et on ne remarque que quelques tubes glandulaires dans lesquels les cellules se montrent très altérées. On ne remarque aucun contour cellulaire, le protoplasme ne présente aucune structure caractéristique, les granulations sont plus petites, hyperchromatiques jusqu'à être dans quelques cas picnotiques. En présence de ces altérations on dirait vraiment que la sous-muqueuse soulève comme le doigt d'un gant la muqueuse même. Les tuniques musculaires à son niveau sont atrophiées et à la place des éléments musculaires se trouvent des faisceaux de fibres élastiques.

Au-dessous de cette zone on remarque dans les préparations un trou qui représente l'espace occupé par le lacet. Ses parois sont constituées d'éléments d'aspect épithélioïdes, de lymphocytes et de fibroblastes.

Cette zone qui correspond à la tunique séreuse se continue sans délimitation aucune avec l'épiploon, lequel se présente infiltré des mêmes éléments que nous avons détaillés ci-dessus.

Expérience II

Chien de grosse taille. Robe claire, Poids 15 kilos.

Chloronarcose. Laparotomie médiane. On se sert comme lacet constricteur de la *soie ruban*. G. E. à anse postérieure. Suites post-opératoires normales.

Résultat de l'autopsie. — L'animal est sacrifié 30 jours après l'opération. On voit que l'estomac est divisé en 2 parties inégales. Au point d'application du lacet, lequel est recouvert d'adhérences épiploïques, rien d'anormal dans la paroi antérieure; sur la paroi postérieure on remarque l'anse intestinale adhérente. Après avoir ouvert la cavité gastrique dans la portion cardiaque on remarque que la muqueuse est plus riche en plis autour de l'orifice gastro-intestinal; la paroi gastrique inférieure se montre ratatinée, la muqueuse aplatie au voisinage du point sténosé. Dans la même région, la paroi postérieure a conservé ses caractères normaux, le point sténosé se montre perméable avec une lumière du diamètre d'une plume d'oie.

Après avoir ouvert la portion pylorique, on trouve des traces d'aliments et on ne voit pas de variations d'épaisseur et de tonicité dans les tuniques musculaires, pendant que la muqueuse se présente remarquablement ondulée et hypertrophiée. En observant bien le siège du lacet, on remarque *qu'il a déchiré la séreuse et la couche extérieure de la musculaire et vient presque se placer près de la sous-muqueuse.*

Dans la section transversale des parois gastriques, au point sténosé, on remarque que la petite tresse est placée à l'endroit désigné ci-dessus et qu'à l'extérieur de la petite tresse, les tuniques musculaires adhèrent aux tissus de la cicatrice. La muqueuse à son niveau ne présente rien de remarquable et conserve son apparence normale.

Expérience III

Chien de grosse taille, robe sombre. Poids 15 kilos 1 /2. Chloronarcose, laparotomie médiane. G. E. à anse postérieure. On use comme lien constricteur de la *soie commune.* Suite post-opératoires normales.

Résultat de l'autopsie. — Après avoir sacrifié l'animal 35 jours après l'opération, on remarque à la simple inspection que le sac gastrique est peu déformé et que la dépression déterminée pas le lien est très peu évidente. Le siège du lieu est entièrement occupé de plis épiploïques adhérents à la séreuse gastrique.

Après avoir ouvert la portion cardiaque de l'estomac, on remarque que la muqueuse est hypertrophiée en tous ses points.

L'espace sur lequel on a pratiqué la sténose est parfaitement perméable et dans la lumière viscérale avance en partie le lien de soie qui a coupé toute la paroi gastrique en plusieurs points; la muqueuse et la musculaire sont remarquablement hypertrophiées. En observant bien le siège et le chemin parcouru par le lien depuis la séreuse jusque dans la lumière viscérale dans laquelle il affleure, *on remarque qu'il a coupé la séreuse et la musculaire dans tout le contour, arrivant à la surface intérieure de la muqueuse même.* Quelles sont les causes de cette progression du lien ? nous pensons qu'il faut y faire intervenir 2 facteurs : d'un côté l'atrophie que produit le fil constricteur sur la paroi gastrique comprimée; d'autre part l'action des tuniques musculaires qui, dans les efforts pour combattre la sténose expérimentale, ou simplement par l'effet de la distension de l'estomac que le contenu gazeux ou liquide peut provoquer, viennent se couper contre la soie. Cette progression s'est faite lentement donnant ainsi le temps aux tuniques qui venaient se déchirer contre la soie d'adhérer entre elles tout le long de la ligne de la déchirure, sans cela on aurait eu sans doute une perforation de l'estomac rapidement mortelle.

Expérience IV

Chien de taille moyenne. Robe claire. Poids 8 kilos. Chloronacose. On se sert de la *soie commune* comme lien constricteur. G. E. à la façon de Roux.

Résultats de l'autopsie. — L'animal est sacrifié 3 jours après l'opération pour examiner l'état du point sténosé. A la surface extérieure de l'estomac on voit nettement la dépression produite par le nœud. A la section des parois gastriques on remarque une tuméfaction considérable de la muqueuse et de la musculaire, spécialement autour de la sténose artificielle. Dans une section transversale on remarque que la musculaire et la muqueuse ont une tendance très nette à garder les caractères signalés dans la première autopsie.

La communication de l'estomac avec l'anse *intestinale est perméable.*

Considérations et conclusions.

Bien que ces expériences ne soient pas assez nombreuses elles sont cependant suffisantes pour démontrer que l'opération imaginée par le professeur Parlavecchio a atteint le but désiré : nous avons réussi à exclure complètement le pylore moyennant la constriction circulaire du lien.

Le mécanisme du lien constricteur a été démontré par les résultats des autopsies et des examens histologiques : dans la zone circulaire de la paroi gastrique comprimée on remarque deux séries de phénomènes régressifs et progressifs parallèles : d'un côté des phénomènes de dégénérescence produits par la compression, de l'autre des phénomènes de réparations produits par l'infiltration leucocytaire grâce à laquelle les tissus sont détruits peu à peu et remplacés par du tissu conjonctif cicatriciel.

En premier lieu on remarque deux phénomènes :

1° l'adhérence rapide de la séreuse limitant le lien, adhésion qui recouvre et enfonce le lien même dans les premières 48 heures sur tout le pourtour étranglé.

2° La dégénérescence rapide des éléments musculaires et glandulaires de la dite zone; à mesure que la dégénérescence de la tunique musculaire fait des progrès le tissu connectif jeune se substitue aux éléments musculaires qui disparaissent.

Les tissus connectifs des parois gastriques comprimées résistent plus longtemps mais finissent par succomber jusqu'à former un anneau cicatriciel qui comprime les restes de la muqueuse et il est à même de maintenir l'exclusion désirée.

Le mécanisme des transformations que l'on rencontre dans la zone comprimée peut être influencé par un autre phénomène : la distension des parois gastriques produite par le contenu gazeux ou non de l'estomac et la force contractile de la tunique musculaire, ce phénomène facilite l'action compressive exercée par le lien parce qu'il a des tendances à couper contre le fil, les tuniques déjà compromises dans leur vitalité.

Il est important de remarquer que le phénomène réparateur, c'est-à-dire les adhérences séro-séreuses et la transformation cicatricielle des tuniques comprimées, se produisent en même temps et parallèlement à la destruction des éléments propres des tuniques, lesquels phénomènes nous garantissent contre les risques de perforation qui probablement existeraient si on serrait trop le lien ou si on se servait de lien élastique.

Quel sera l'avenir lointain de cet anneau cicatriciel? *Nos expériences ne le démontrent pas* puisque nos animaux ont été sacrifiés dans un laps de temps relativement court et le seul qui avait été tenu en vie plus longtemps n'a, par erreur, pas été autopsié.

Nous voyons deux hypothèses ;

1° Le lien après avoir coupé toutes les parois tombe dans la lumière gastrique ;

2° Le lien suffisamment large et assuré avec des points de suture reste engainé dans l'anneau cicatriciel. Dans le premier cas on pourrait craindre que dans un temps plus ou moins long puisse se rétablir la perméabilité du point étranglé, dans le deuxième cas cette crainte est inadmissible.

Les expériences démontrent quel est le lien de choix c'est-à-dire le ruban de coton qui est destiné à rester en place, à faire disparaître toute crainte d'une communication à travers le point artificiellement serré. Cette expérience (celle dans laquelle on a utilisé le lien de coton) nous dispense de prendre en considération la première hypothèse. Certainement, si nous voulions la discuter nous aurions des arguments suffisants pour admettre qu'en cas de chute du lien, l'anneau cicatriciel serait désormais suffisant pour exclure le pylore, nous sommes encouragés à le croire par ce fait que les tissus cicatriciels ont toujours tendance à se retirer et à serrer de plus en plus.

D'autre part, les notions expérimentales et cliniques démontrent que le néo-pylore gastro-entérostomique reste d'autant plus ouvert qu'est plus complète la sténose du pylore normal. Or dans le cas que nous avons supposé c'est plus qu'une sténose que nous aurons, c'est une vraie et propre obstruction, donc la plus favorable des conditions pour que le néo-pylore continue à fonctionner et pour que l'estomac n'ait pas de prétexte pour forcer une porte fermée quand il en a déjà une d'ouverte et mise dans les plus favorables conditions de déclivité.

Conclusions. — Comme suite à ces considérations nous nous croyons autorisés à tirer les conclusions suivantes :

1° Il est bien possible d'obtenir une complète et suffisante exclusion du pylore par l'application d'un lien circulaire suivant la méthode du professeur Parlavecchio.

2° L'opération faite ainsi a autant de valeur que celle de Eiselsberg sans en avoir la gravité, gravité qui fut la cause de son peu de succès jusqu'à présent malgré les avantages indiscutables qu'elle présente sur la gastro-entérostomie simple.

3° L'exclusion du pylore avec la nouvelle méthode expérimentée par nous n'est en rien plus grave qu'une simple gastro-entérostomie. Les indications de l'exclusion du pylore sont fournies par les cancers ulcérés inopérables et par les ulcères peptiques pyloriques et pré-pyloriques.

4° Dans ces cas l'exclusion mérite d'être préférée à la simple gastro-entérostomie, surtout maintenant que nous sommes en possession d'une nouvelle méthode d'opération tout aussi avantageuse.

5° Pour la constriction circulaire de la région prépylorique on doit préférer un ruban robuste et le fixer avec quelques points à la séreuse pour qu'il puisse toujours rester et ne pas tomber dans la cavité de l'estomac.

6° Sont à condamner comme occasionnant des risques de perforation les liens élastiques de soie parce qu'ils disparaissent et sont éliminés avant que se forme un solide anneau cicatriciel.

7° Le lien doit être passé avec un clamp courbe à travers 2 ouvertures avasculaires pratiquées dans le petit et le grand épiploon et doit être assez serré pour clore la lumière sans étrangler la circulation.

8° Le lien appliqué au début de l'opération peut être serré avant ou après que l'on a pratiqué la gastro-entérostomie.

9° Les meilleurs résultats sont donnés par la gastro-entérostomie à anse à la façon isopéristaltique suivant le procédé de Von Hacker.

10° Les expériences ultérieures nous indiqueront les résultats lointains de cette opération sur les animaux.

On reprocha à Raudisi d'avoir sacrifié ses animaux trop tôt ; ces expériences furent reprises en Italie par Oliva et Paganelli à l'Institut de Médecine de Gênes, en Allemagne par Von Tappeiner à la Clinique chirurgicale de Greifswald.

Oliva et Paganelli opérèrent sur 9 chiens : leurs conclusions sont formelles : à partir du 2e mois on voit, disent-ils, une pénétration partielle du lacet dans l'intérieur de la cavité gastrique, pénétration qui devient ensuite complète et finit par l'élimination du lacet lui-même permettant par conséquent un rétablissement consécutif de l'ouverture de la partie artificiellement étranglée.

Von Tappeiner rechercha la valeur des différents procédés visant à exclure le pylore sans ouvrir l'estomac ;

Plicature de Kelling-Mayo ;

Procédé sous-muqueux de Girard ;

Ligature de Parlavecchio ;

Procédé de Bolgoljuboff. Wilms (ou ligature à l'aide d'une lanière aponévrotique).

Il fit 17 expériences et conclut en définitive qu'aucun de ces procédés n'assure une oblitération définitive du pylore : les fils de ligature s'éliminent toujours par la lumière duodénale, en rétablissant le circuit digestif normal.

Seul le procédé de Wilms (ligature aponévrotique) pourrait réaliser un rétrécissement fibreux permanent du pylore.

Voici pris dans l'article de Leriche et Bressot (Lyon chirurgical 1913) le résumé de ses principales expériences :

1° le 30 avril 1912, après écrasement de l'antre pylorique d'un chien à l'entérotribe de Doyen, Von Tappeiner met une solide ligature à la soie sur la zone écrasée et l'enfouit avec 6 points de suture puis pratique une G. E. 72 jours après le lien a disparu complètement et c'est à peine si l'on peut trouver trace de son point d'application.

2° le 3 mai, même opération, mais on se borne à lier le pylore sans serrer, sans écrasement préalable ; la ligature est laissée en place sans enfouissement. 71 jours plus tard on examine l'estomac extérieurement, on ne voit plus rien du fil ; il a traversé séreuse et musculeuse et chemine vers la muqueuse encore intacte.

Avec des fils métalliques, les résultats ont été les mêmes.

⁂

En présence de ces résultats expérimentaux, Parlavecchio fit paraître en 1913, dans les journaux médicaux français et allemands une note dans laquelle il précise les points essentiels de sa technique et répond aux critiques qui lui ont été adressées.

Certains chirurgiens ont effectué, dit-il, la ligature prépylorique avec un fort lacet de soie ou de catgut plutôt qu'avec un ruban avec des résultats discordants. Je crois qu'on doit attribuer une telle différence dans les résultats à la technique différente employée : celle que j'ai proposée et que j'ai modifiée légèrement est la suivante :

1° passer autour du pylore un ruban de coton de 1 cm. environ de largeur (ou à défaut une bandelette de gaze doublée 3 fois) et serrer autant qu'il faut pour fermer la lumière mais sans étrangler les tissus enlacés : en effet, les lacets plus minces et ceux serrés plus fortement tombent plus vite dans la lumière : c'est pour cela que je conseille de préférer le ruban et de ne pas trop le serrer.

2° suturer et non pas nouer les 2 extrémités du ruban déjà serré : les expériences montrent en effet que le nœud pénètre dans la lumière longtemps avant l'anse restante ; d'où le conseil d'en réunir les extrémités par suture plutôt que par des nœuds.

3° l'enfouir par 3 points de suture séro-séreuse, effectuer la G. E. postérieure verticale : si le ruban n'est pas enfoui on peut en effet observer la formation d'adhérence avec les organes voisins spécialement avec le foie ce qui est la cause probable de phénomènes douloureux secondaires pendant la digestion ;

Il répondait aussi aux objections d'ordre expérimental et clinique que l'on avait élevé contre sa méthode :

1° On ne peut obtenir qu'une exclusion temporaire et non pas définitive : l'expérimentation et la clinique ont montré que l'occlusion par le ruban reste complète pendant quelques mois qui sont très suffisants pour la guérison des ulcères.

2° le ruban peut porter sur l'ulcère en provoquant la perforation : si l'ulcère est considérable, il ne passe pas inaperçu et est laissé du côté droit du ruban ; s'il est petit, il ne peut pas produire une perforation.

3° chez quelques opérés par le lacet de soie on a observé des douleurs pendant la digestion ; on doit attribuer ces symptômes douloureux à des adhérences produites par suite d'un enfouissement négligé du lacet.

4° dans quelques cas l'exclusion n'a pas fait cesser les désordres préexistants : il est permis dans ces cas de soupçonner que le lacet n'a pas été serré suffisamment ou qu'il existait quelque autre ulcère resté à gauche du lacet.

5º la méthode n'est pas applicable si l'ulcère siège à gauche de l'autre pylorique : le ruban occlusif peut être mis même à une distance remarquable du pylore.

*
* *

Parlavecchio ayant ainsi précisé sa technique, les chirurgiens se trouvèrent en présence d'une méthode d'exclusion du pylore de réalisation simple et rapide ; les résultats sur les animaux concordaient à démontrer (Parlavecchio lui-même l'admet) que la perméabilité pylorique se rétablissait dans un laps de temps variant suivant la largeur et le degré de constriction du lien ; mais l'auteur affirmait que ce laps de temps était suffisant pour permettre la cicatrisation de l'ulcère. C'était là le point important à vérifier :

Parlavecchio avait bien présenté au congrès italien de chirurgie de 1912, 4 malades auxquels il avait pratiqué l'exclusion du pylore au fil avec bons résultats cliniques mais avouait que la date de leur opération était encore trop rapprochée pour qu'on puisse en tirer des conclusions fermes.

Les résultats qu'ont obtenus depuis les chirurgiens par la méthode de Parlavecchio sont très discordants ; certains (Leriche) déclarent que l'exclusion du pylore n'est réalisée que pendant un temps très court, ce qui se traduit par des résultats cliniques immédiats, très brillants, mais aboutissant à la récidive ; d'autres (Cunéo) constatent bien radiologiquement le rétablissement de la perméabilié pylorique, mais obtenant de bons résultats cliniques même éloignés, accepte la méthode ; d'autres enfin (Lambotte) affirme obtenir une exclusion durable et font de ce procédé la méthode de choix d'exclusion du pylore.

M. le professeur Guyot ayant utilisé cette méthode de Parlavecchio dans plusieurs cas d'ulcères pyloriques ou duodénaux, il nous a semblé intéressant de vérifier par nous-même les résultats qu'il avait obtenus : ils sont excellents comme le démontrent les observations que nous publions.

Dès lors, à quoi sont dus les échecs des premiers auteurs?

CHAPITRE IV

Des résultats défavorables obtenus par certains auteurs

Leriche, dès 1911, avait condamné la méthode de Parlavecchio, « a priori » sans l'avoir utilisée : les expériences de Randisi n'étaient pas pour lui démonstratives ; en 1913 s'appuyant au point de vue expérimental sur les expériences d'Oliva et Paganelli et surtout sur celles de Von Tappeiner et au point de vue clinique sur 1 observation malheureuse qu'il rapporte, il condamne à nouveau la méthode de Parlavecchio et n'admet qu'une seule méthode d'exlusion du pylore : la méthode classique par section de von Eiselsberg qu'il modifie quelque peu pour en augmenter la rapidité.

Voici cette observation publiée dans la thèse de Molimard qui conclut :

« en somme, on voit que l'exclusion par le procédé de Parlavecchio a été absolument insuffisante pour assurer un résultat durable après avoir donné un succès immédiat très brillant ; c'est en nous basant sur cette observation que nous conclurons qu'elle doit être habituellement rejetée ».

Observation I

(in thèse Molinard).

Dilatation duodénale avec syndrome d'ulcère. Exclusion par la méthode de Parlavecchio. Récidive rapide. Nouvelle exclusion par la méthode classique.

J. L., âgé de 37 ans vient dans le service de M. Poncet pour des douleurs épigastriques et des sensations de brûlures au niveau de l'estomac, survenant 3 ou 4 heures après le repas.

Il n'y a rien de particulier à signaler dans ses antécédents héréditaires.

Personnellement il a eu la syphilis à 19 ans et s'est soigné d'une façon insuffisante.

Depuis 12 ans, ce malade présente des troubles digestifs, mais pendant de nombreuses années il n'eut qu'une sensation de plénitude gastrique après les repas. Ces malaises duraient une demi-heure; il prenait un peu de bicarbonate de soude et il était soulagé. Il n'a jamais vomi.

Depuis un an à la suite d'excès alcoolique très net(quatre absinthes par jour et 2 litres de bière, les douleurs apparurent.

En effet il n'avait plus comme par le passé une sensation de plénitude gastrique, mais de violentes douleurs lui donnant la sensation de brûlures.

La douleur était très vive et s'irradiait directement dans le dos jusqu'à la colonne vertébrale sur la ligne médiane. Ces douleurs survenaient tardivement après le repas, environ trois ou quatre heures, duraient une demi-heure et se calmaient par une forte dose de bicarbonate de soude. Il raconte également que tous les matins à 11 heures il avait très faim et qu'à ce moment les douleurs étaient extrêmes : il prenait son repas à 11 heures et demie ou midi et les aliments le calmaient presque immédiatement. Jamais il n'a eu de vomissements alimentaires, jamais d'hématémèses mais il aurait constaté du sang noirâtre en faible quantité dans ses matières.

Devant la persistance des douleurs il entre à l'hôpital,il y a six mois, dans le service de M. Devic qui fait le diagnostic d'ulcère duodénal et institue un traitement bismuthé qui améliore le malade assez rapidement. Peu après son départ de l'hôpital,tous les troubles reparaissent et le 29 décembre, sur les conseils du docteur Tisserand, de Besançon, le malade entre dans le service de M. Poncet pour se faire opérer.

A l'entrée, c'est un malade qui présente un bon état général, quoique étant un peu amaigri. L'examen des différents organes est négatif

Au point de vue digestif, il a encore bon appétit et l'exploration de l'estomac n'est pas très instructive.On remarque simplement un peu de défense de la paroi abdominale à droite de la ligne médiane, à deux travers de doigt au-dessus de l'ombilic.

M. Leriche intervient le 3 janvier : l'estomac est sain; il n'offre aucune induration, aucun épaississement, aucune bride péritonéale; le duodénum apparaissant très dilaté, sans présenter de lésions, on le mobilise par décollement dans le plan embryologique, ce qui, comme toujours fut d'une extrême simplicité.

Cette manœuvre permet une exploration très minutieuse en avant et en arrière de tout le duodénum; elle ne révèle pas trace d'ulcère; on ne voit aucune bride; on ne sent aucune induration, mais tout le duodénum est dilaté jusqu'à l'angle duodéno-jéjunal : cette dilatation lui donne les dimensions de 3 travers de doigt et tranche nettement avec le calibre de l'intestin grêle. On fait alors une gastro entéro-anastomose transmésocolique au bouton de Jaboulay, *puis une ligature très serrée du pylore* de façon à exclure le duodénum.

Les suites opératoires furent très simples et depuis ce moment le malade n'a jamais accusé la moindre douleur. Les fonctions digestives sont normales et le malade se dit absolument guéri de ses phénomènes douloureux, tout en gardant un peu de pesanteur.

La radioscopie montre une évacuation très satisfaisante de l'estomac.

Il est plutôt amélioré et le résultat immédiat est donc très satisfaisant.

Le 22 janvier, le malade très amélioré est présenté à la Socié Nationale des Médecins de Lyon par MM. Leriche et Sigaux.

Dans le courant de février récidive complète de tous les malaises. Réapparition des douleurs 2 à 3 heures après les repas; pesanteur, gêne; le malade n'est bien que couché et le matin.

A l'examen radioscopique M. Devic constate que plus rien ne passe par la bouche artificielle et que toute la masse bismuthée s'évacue par le pylore. Le lien a donc complètement disparu et n'a eu qu'un rôle temporaire. C'est évidemment à cela qu'est due la récidive.

Le malade réclame une intervention qui est pratiquée le 27 mars 1912

Sous anesthésie pantopon-éther, M. Leriche incise sur l'ancienne cicatrice, et avec quelques difficultés dans le ventre qui à ce niveau là est cloisonné par des adhérences.

Il y a autour de l'estomac une périgastrite intense, symphysant la région pyloro-duodénale au foie. A ce niveau, il est impossible de voir ce que le lien a pu faire; au niveau de l'amastanose, il y a une zone indurée, peut être est-ce un ulcère peptique de la bouche? On n'ose l'affirmer mais c'est probable.

Non sans peine on libère de ces adhérences, la région pylorique qui est coupée entre 2 grandes pinces; chaque tranche est fermée à 3 plans. Cette intervention est très difficile et s'accompagne d'une hémorragie si considérable que, contrairement à son habitude, M. Leriche est obligé de laisser un drain et une mèche du côté des deux moignons soigneusement occlus et entre lesquels on a ramené l'épiploon, pour protéger les sutures.

On termine en faisant une nouvelle gastro-entérotomie au bouton à côté de l'autre.

Suture incomplète de la paroi à trois plans.

Les suites de cette opération longue et difficile ont été très simples. La mèche a été enlevée le 3e jour et le drain progressivement raccourci. En huit jours, tout drainage est supprimé.

Le 20 avril, la cicatrisation est complète et la guérison opératoire obtenue.

Le malade qui souffre encore un peu part en convalescence.

A la date du 30 mai, à l'examen radioscopique, on voit que l'évacuation gastrique est très satisfaisante, presque accélérée; au bout de deux heures et demie, l'estomac est complètement vide.

Amélioration considérable du malade.

Nous pensons que Molimard a eu tort de conclure que l'on doit rejeter le procédé de Parlavecchio en se basant sur cette seule observation. Si des résultats durables n'ont pas été obtenus, c'est selon nous, parce que la technique de Parlavecchio n'a pas été appliquée, au moins en l'un de ses points, telle que l'a préconisée celui-ci.

Parlavecchio dit en effet que le lien (de préférence large) « doit être serré autant qu'il faut pour obturer la lumière mais sans étrangler les tissus enlacés ». De même son élève Raudisi recommande de « serrer le nœud perpendiculairement à l'axe principal jusqu'à ce qu'on sente la résistance pleine des tuniques gastriques mais sans produire de lésions ». Or, dans le cas de J. L... M. Leriche a fait « une ligature très serrée du pylore ». Nous pensons que c'est parce que le lien a été trop serré qu'il a coupé les tuniques gastriques déjà compromises dans leur vitalité (par suite de cette striction excessive) avant que n'ait eu le temps de se produire un anneau cicatriciel susceptible de maintenir l'exclusion désirée (cf. p. 25)

Deux autres observations rapportées par Leriche en 1913 semblent confirmer notre manière de voir : dans 2 cas d'ulcère de la face postérieure de l'estomac remontant jusqu'au voisinage de la région cardiaque, ne pouvant ni enlever la lésion, ni l'exclure parce que l'ulcère remontait tellement haut et la tranche de section aurait été si près du cardia qu'on n'aurait pas pu la coudre dans des conditions de sécurité suffisantes, Leriche fit une biloculation avec un fil « modérément serré » un peu au-dessous du cardia et une gastro-entéro-anastomose sur la poche supérieure.

L'exclusion de l'ulcère ne fut que temporaire puisque, 4 mois après l'intervention, la radiographie le démontrait, mais elle dura assez longtemps pour permettre la cicatrisation de l'ulcère : « les 3 malades guérirent, dit Leriche, avec un résultat fonctionnel satisfaisant ».

Nous ferons d'ailleurs remarquer avec M. Bérard, que Leriche opérait dans ces 2 cas, dans des conditions plutôt défavorables : « puisqu'il dut se borner à une approximation toute relative des parois de l'estomac, cicatricielles et sans souplesse et à une grande distance du pylore lui-même ».

*
* *

Le 29 janvier 1914, M. Desgouttes faisait à la Société de chirurgie de Lyon la communication suivante :

« J'ai opéré il y a 2 mois un malade qui avait des signes de péritonite diffuse, mais je n'ai pu agir sur la perforation du duodénum car il était impossible de voir quelque chose, j'ai été obligé de mettre une mèche à son niveau, puis j'ai voulu faire l'exclusion, pour cela j'ai employé la méthode de la ficelle, c'est-à-dire que, à l'aide d'une grosse soie, *pliée en* 4, j'ai serré *très modérément* et j'ai fait une entéro anastomose au bouton de Jaboulay. Le malade a été très bien au début mais vingt-deux ou vingt-trois jours après l'opération, il fit des accidents de péritonite, de la température et alors je trouvais dans la région supérieure un abcès volumineux et le malade, malgré un drainage nouveau, mourut. A l'autopsie, j'ai pu constater que le fil mis sur le pylore avait très bien tenu en avant : l'épiploon s'était collé sur le fil, mais en arrière, il avait passé dans la lumière gastrique et l'estomac était ouvert largement dans l'arrière-cavité des épiploons. »

Nous ne ferons pas à M. Desgoutte le reproche de n'avoir pas appliqué exactement la technique de Parlavecchio, encore que celui-ci déconseille le lien de soie et recommande de l'enfouir sous un surjet séro-séreux. Il en a respecté selon nous les 2 points essentiels ; il a employé un lien assez large : « une grosse soie pliée en quatre » et il l'a serré « très modérément ».

Nous pensonsque la cause de l'échec est due à « l'abcès pylorique et à la péritonite diffuse » que présentait le malade.

Nous sommes encore sur ce point, entièrement de l'avis de M. Bérard qui croit que cette méthode de l'exclusion du pylore par ligature à une contre-indication, c'est lorsqu'on intervient sur des tuniques enflammées et dans un péritoine infecté.

Il est évidemment regrettable que ce procédé si simple ne puisse pas être utilisé dans ces cas d'urgence où la méthode classique ne peut être employée parce que trop grave, mais nous pensons que la ligature ne peut réaliser d'exclusion suffisamment durable qu'à condition d'être employée sur des tuniques saines c'est-à-dire « à froid ».

Les 2 échecs de Berg sont dus à cette cause. Il le reconnaît d'ailleurs lui-même lorsqu'il dit : « par contre, on avait eu l'ennui de voir les sutures ou les ligatures duodéno-pyloriques déchirer ou rompre les parois viscérales chaque fois qu'elles avaient été appliquées *par suite de la friabilité dystrophique des tissus* ».

Voici d'ailleurs, les 2 observations de Berg que nous citons « in extenso » (encore que la seconde ne prouve rien au point de vue de la méthode d'exclusion ,le malade étant mort 24 heures après l'intervention) parce que beaucoup d'auteurs se basent encore sur elles pour rejeter l'exclusion au fil.

Observation II

(Berg in thèse Papadopoulos).

Malade ayant subi une cholécysto-duodénostomie avec bouton de Murphy pour remédier à une obstruction biliaire due à un cancer du pancréas.

Au cinquième jour après l'opération, par la plaie du drain s'écoule un écoulement acide; en explorant le trajet on s'aperçoit alors que l'écoulement provenait du duodénum dont les parois avaient été nécrosées par le bouton. On commença par ouvrir la vésicule biliaire et on l'aboucha à la peau puis on tenta l'oblitération de l'orifice duodénal par une suture; mais au bout de 4 jours cette suture, par suite de l'infection des drains, se détacha et la fistule se reproduisit.

On fit alors une gastro-jéjunostomie et pour fermer le pylore on passa une ligature à la soie et autour de lui; cette ligature fut *médiocrement serrée* et, pendant onze jours l'état du patient s'améliora; mais au bout de ce laps de temps la ligature menaçait de couper les parois duodénales. Afin d'éviter cet accident, la ligature fut détachée et les parois adjacentes de l'estomac et du duodénum furent suturées de façon à enfouir le segment pylorique sur lequel avait porté la ligature.

Pendant une nouvelle période de 10 jours le malade n'alla pas trop mal; puis il se mit à décliner et finit par succomber au progrès de la cachexie, due à son cancer du pancréas.

Chez ce malade, l'oblitération du pylore avait donc été le seul moyen d'arrêter le dépérissement dont il était menacé dès que la fistule duodénale venait à s'ouvrir, malgré la gastro-entérostomie crée et qui devait, en principe assurer l'évacuation de l'estomac par cette voie.

Par contre on avait eu l'ennui de voir les sutures ou les ligatures duodéno-pyloriques déchirer ou rompre les parois viscérales chaque fois qu'elles avaient été appliquées, par suite de la friabilité dystrophique des tissus.

Observation III

(de Berg in thèse Papadopoulos).

Homme de 52 ans, entre à l'hôpital avec tous les signes d'un ulcère duodénal perforé. A l'ouverture de l'abdomen on trouva entouré d'adhérences, un épanchement gazeux et purulent, dont le point de départ était une perforation siégeant sur la face antérieure de la première portion du duodénum.

Cette perforation avait les dimensions d'un pois et ses bords étaient gangrénés; après les avoir avivés, on les ferma soigneusement par trois plans de suture à la Lembert.

Sept jours plus tard on s'aperçut que le contenu gastrique et la bile se déversaient à l'extérieur par l'orifice du drain.

Berg fit alors une gastro-jéjunostomie. Toutefois dans la crainte de voir les ligatures posées sur le pylore couper les parois; il tenta de nouveau l'oblitération de la fistule duodénale

Pendant 2 jours, tout alla bien, puis les fils cédèrent et la fistule se reproduisit.

Comme on pouvait craindre de causer une péritonite en allant lier le pylore, on tenta à plusieurs reprises de refermer la fistule duodénale en la suturant mais tous ces efforts échouèrent.

Pendant ce temps, le malade dépérissait à vue d'œil; devant une mort imminente Berg se résolut à braver les dangers de la péritonite et à fermer le pylore.

Dans ce but il plaça sur cet orifice un large ruban de fil qui fut serré moyennement et dont la constriction fut assurée par une ligature à la soie; on prit soin de ne pas faire porter le nœud de cette ligature sur le duodénum mais sur le ruban.

Le patient succomba vingt-quatre heures après cette intervention

Nous pouvons maintenant répondre à la question qui termine notre chapitre III :

A quoi sont dus les échecs des premiers auteurs? — A ce qu'ils ont opéré sur des tuniques enflammées, dans un péritoine infecté ou qu'ils ont serré trop énergiquement un lien trop mince.

Au contraire, les chirurgiens qui ont réalisé l'exclusion à la Parlavecchio, «à froid», sur des tuniques saines, en employant : un fil assez large, modérément serré, enfoui sous un surjet séro-séreux ont obtenu d'excellents résultats.

Ceci va faire l'objet de notre chapitre suivant.

CHAPITRE V

Des résultats excellents que l'on peut obtenir

Beaucoup d'auteurs ont obtenu des résultats satisfaisants par la méthode de Parlavecchio, mais n'ont pas publié en détail leurs observations , ni précisé leur technique, aussi ne ferons-nous que les citer :

Bier (1911) dans son livre : « Chirurgische opérationslehre » dit avoir employé le procédé du fil sans en avoir eu d'inconvénient. Randisi présente au congrès italien de 1912, 4 malades chez lesquels l'emploi du lacet biloculant de Parlavecchio à donné de bons résultats : mais ces observations étaient trop récentes pour avoir une valeur démonstrative. Lambotte et Mosetig-Morhof ont pratiqué chacun une fois en 1912 l'opération de Parlavecchio, avec succès: ces auteurs précisent qu'ils ont ajouté un surjet séro-séreux par dessus le fil. Borszeky et Baron (1912) élèves du professeur Reczy de Budapest rapportent 7 cas d'exclusion classique avec 7 succès et 5 cas d'exclusion suivant le procédé de Parlavecchio : l'examen radioscopique montra 2 mois après l'exclusion que rien ne passait par le duodénum et que tout le bismuth s'écoulait directement dans le jéjunum par la gastro-entérostomie. Pelaez (1919) a utilisé 39 fois le procédé de Parlavecchio il n'a eu que des succès.

⁂

Bérard (1914) a eu l'occasion d'appliquer la méthode de Parlavecchio, 6 fois en moins d'un an dans des interventions pour ulcères cicatriciels ou avec des hémorragies. Il n'a jamais noté d'incidents. Il se sert « d'une *grosse* soie tressée qu'il serre juste assez pour juxtaposer les 2 muqueuses et pour réaliser un barrage mécanique qui s'oppose au passage des matières sans risquer de sectionner les tuniques de l'estomac ». Il a fait repasser *trois* de ces malades aux rayons X à des périodes différentes pour chercher ce que devenait le fil et si le barrage tenait. Chez tous les trois au bout de plusieurs semaines, il nota une descente directe de la bouillie bismuthée, dans le jéjunum par l'anastomose, sans passage nouveau dans le duodénum. « On a prétendu, dit-il, que toujours le fil passait dans l'estomac quand il s'agit d'un fil de soie, je crois que ayant soin de ne pas trop serrer et en appliquant une soie assez grosse et sur des tuniques saines, on a des conditions aussi favorables que possible de réaliser une exclusion durable ».

*
* *

Lambotte en avril 1914 préconisa au congrès de New-York un procédé d'exclusion consistant « à passer une pince sous le pylore à travers les épiploons, et à la retirer en entraînant la ligature constituée par un fil de chanvre assez fort, serré modérément autour du pylore ». C'est exactement le procédé préconisé par Parlavecchio. Lambotte estime cependant inutile l'enfouissement du fil sous un surjet séro-séreux.

Delagenière utilisa ce procédé qu'il appela procédé de Lambotte et les observations qu'il publia (1918) sont vraiment, par les résultats obtenus, démonstratives de l'excellence de la méthode :

Observation IV

(Delagénière in thèse Jeandel).

M. B... Charles, 43 ans. Opéré par M. Delagénière le 20 mai 1916. Ce malade a été gastro-entérostomisé il y a 4 ans pour gastrite ulcéreuse. Les douleurs gastriques ont repris.

La laparotomie montre que la bouche anastomotique fonctionne très bien et n'a pas contracté d'adhérences mais on trouve un nouvel ulcère sur la première portion du duodénum. On fait l'exclusion du pylore *avec un fil à la Lambotte* et par une seconde incision l'ablation de l'appendice, quelques symptômes douloureux ayant portés à croire à une appendicite chronique.

Nous avons revu ce malade en novembre 1917, *dix-huit mois après son opération*. Il se plaignait encore d'une légère sensation de gonflement épigastrique après les repas mais celle-ci passait toute seule. A part ce léger symptôme, il n'éprouvait aucune douleur, allait bien et avait engraissé de 4 kilogs.

Il fut radioscopé le 5 décembre 17; l'évacuation par la G. E. commence immédiatement et se produit très rapidement. Il existe des contractions globales de l'estomac, plus que des ondes péristaltiques. On voit cependant celles-ci se produire avant la G. E. et audelà d'elle. *Les contractions ne déterminent pas le moindre passage par le pylore.*

L'examen repris après un quart d'heure de repos montre des phénomènes semblables. On malaxe alors l'estomac d'une manière vigoureuse et prolongée et on arrive ainsi à faire passer par la partie supérieure de l'exclusion pylorique une trace très fine de bismuth de tout petit calibre et très peu opaque. Cette ombre semble se continuer par une légère traînée très estompée ayant un aspect en chapelet.

Nous nous sommes crus en droit d'affirmer que la ligature tenait et qu'il était très plausible d'admettre que cette ligature, peu serrée par principe, pouvait fort bien laisser filtrer un mince filet de bismuth.

Observation V

(Delagénière in thèse Jeandel).

M. M... Joseph 38 ans, employé de chemin de fer entre à l'hôpital en décembre 1915 pour troubles gastriques graves.

Il n'avait jamais été malade avant décembre 1915. A ce moment ont débuté des douleurs gastriques avec vomissements. Ceux-ci sont devenus continus. Le malade a eu plusieurs hématémèses et mélænas. La nourriture est réduite à un peu de lait et de tisane. L'affaiblissement est extrême.

Opération le 21 décembre 1915. M. Delagénière trouve un ulcère juxtapylorique avec enfoncement du pylore dans des adhérences. Il existe un second ulcère de la portion descendante du duodénum. M. Delagénière libère les adhérences et fait une G. E. post avec exclusion du pylore par *un fil modérément serré.*

Le malade est immédiatement soulagé et sort un mois après de l'hôpital en très bonne voie de guérison.

En décembre 1917, *deux ans après son opération* nous avons retrouvé en parfaite santé ce malade qui s'est prêté de bonne grâce à un examen radioscopique : le malade étant à jeun, on lui fait ingérer 50 gr. de carbonate de bismuth en suspension dans l'eau : l'évacuation par la G. E. se produit immédiatement et rapidement. On constate un péristaltisme intense dans la région de l'antre pylorique. L'onde se propage vers le pylore déterminant dans cette région une poche qui diminue de volume progressivement puis disparaît en laissant retomber le bismuth dans l'estomac et sans qu'il y ait eu la moindre trace de passage par le pylore.

Après 1/4 d'heure de repos, l'estomac s'est vidé en grande partie; les mouvements péristaltiques continuent dans les mêmes conditions l'intestin continue à se remplir. On malaxe alors énergiquement l'estomac en essayant de repousser son contenu sur le pylore. *Il est impossible de provoquer le moindre passage par cet orifice.*

Cet homme est complètement guéri et n'a plus jamais souffert depuis son opération. Il exerce un métier assez pénible sans défaillance.

Observation VI (Résumée).

(In thèse Jeandel).

Marie M..., 33 ans entrée le 20 septembre 17 à l'hôpital parce qu'elle souffre de l'estomac.

La maladie actuelle date de loin car la malade se plaint de souffrir depuis longtemps de l'estomac : elle ressentait surtout de la pesanteur après les repas et des brûlures quelques temps après. A la suite d'une grippe la pesanteur et les brûlures reparurent plus fortes.

Depuis quelques mois elle souffre surtout la nuit; des douleurs sourdes maux pénibles la réveillent vers 3 heures, par instant elle perçoit un coup de poignard dans la région des reins, l'ingestion du moindre aliment réveille la douleur. Plusieurs fois elle ressentit une faiblesse extrême et inopinée à la suite de laquelle les selles se montraient noires comme de la suie. Elle a maigri de 21 kilogs depuis moins d'un an.

A l'examen, la pression du creux épigastrique est douloureuse. On trouve un autre point douloureux a 3 cm. à droite de la ligne médiane au niveau de l'ombilic..

Il y a un peu de clapotage : la malade a bu une tasse de lait il y a 3 heures.

Opération : 22 septembre 17. On fait une G. E. transmésocolique verticale postérieure à peu de distance du pylore, juste pour permettre l'exclusion qu'on fait ensuite en amont de la légion *avec un fil de soie modérément serré.*

Suites opératoires simples. Départ de la clinique le 5 octobre; la malade ne souffre plus; les digestions sont faciles, la nourriture ne réveille aucune douleur. La malade est encore amaigrie.

Revue le 20 décembre, 3 mois après l'intervention, la malade a engraissé de 6 kilos, mange modérément, ne souffre plus.

Observation VII (Résumée).

(in thèse Jeandel).

P... Auguste 45 ans, tombe malade il y a un an. Fréquents vomissements alimentaires, très acides, survenant immédiatement après les repas qui sont extrêmement douloureux. Ces vomissements soulagent le malade. Plusieurs mélœnas.

Opération le 21 décembre 17 : G. E. postérieure transmésocolique verticale complétée par une exclusion du pylore en amont de la lésion *par un fil de soie modérément serré.*

23 décembre : Le malade ne souffre plus du tout. Abdomen légèrement ballonné.

28 décembre : Bon état, pas de douleur.

Observation VIII (Résumée).
(In thèse Jeandel).

Mme T..., 60 ans. Ulcère pylorique avec mélœnas et hématémèses.
2 août : G. E. et exclusion *par un fil modérément serré.*
2 novembre 17 : elle donne de ses nouvelles quisont parfaitesdit-elle

Observation IX (Résumée).
(In thèse Jeandel).

T. Marie, 59 ans. Depuis longtemps digestions pénibles, brûlures d'estomac, hématémèses il y a plusieurs mois; seconde hématémèse il y a 3 semaines, amaigrissement prononcé.

16 août 17 : on trouve un ulcère prépylorique avec dilatation gastrique. On fait une G. E. avec *exclusion du pylore par un fil peu serré.*

Revue en décembre : elle ne souffre plus, les digestions se font sans gêne, elle avait engraissé, menait une vie active.

Observation X (Résumée).
(In thèse Jeandel).

Mlle A..., 37 ans.

Depuis longtemps se plaignait de brûlure d'estomac, de régurgitations acides, de vomissements survenant peu de temps après les repas et soulageant la douleur immédiatement. Pas d'hématémèse ni de mélœna. Amaigrissement notable.

13 novembre 17 : G. E. verticale postérieure avec exclusion du pylore par un fil.

6 semaines après les nouvelles sont excellentes. La malade se juge guérie.

Observation XI (Résumée).
(In thèse Jeandel).

L. Eugène, 66 ans. Depuis 2 mois, douleurs en broche. Hématémèses. Mélœmas, amaigrissement de 15 livres.

Opéré le 6 décembre 17 : on trouve un ulcère de la seconde partie du duodénum, adhérent au pancréas avec noyau de pancréatite chronique. La cancérisation de cet ulcère ne paraît pas impossible à M. Delagénière qui fait une G. E. avec exclusion.

Dès le lendemain, le malade ne souffre plus et 15 jours après sort de la clinique en excellent état.

Observation XII (Résumée).

(in thèse Jeandel).

G. Anatole, 39 ans.

Opéré le 2 avril 1917 pour ulcère duodénal saignant. Hémorragies occultes succédant à mélœnas.

G. E. et exclusion du pylore par un fil.

Sorti guéri 3 semaines après, les hémorragies ayant cessé.

Observation XIII (Résumée).

(in thèse Jeandel).

A. Joseph. Ulcère sténosant de la seconde portion du duodénum. Hémorragies continuelles ayant amené un état d'anémie prononcée. G. E. et exclusion du pylore. Cessation des hémorragies, relèvement de l'état général.

Ces observations prouvent, d'une façon nette nous semble-t-il que l'on peut obtenir par le procédé de Parlavecchio des résultats aussi satisfaisants que par la méthode classique d'exclusion.

M. Lambotte insistait surtout sur la nécessité de ne pas serrer, le choix du lien était pour lui peu important : nous pensons au contraire que la nature du lien est à considérer ; c'est ainsi que M. le professeur Guyot ayant employé le fil de crin moins coupant que le fil de soie a pu serrer comme le recommandait Parlavecchio, non jusqu'au point de produire des lésions mais assez néanmoins pour sentir la résistance pleine des tuniques gastriques et ce qui s'est produit chez M. B... Charles (obs. IV de M. Delagenière) n'est plus à craindre : le pylore ne peut pas devenir perméable parce que trop peu serré.

Observation XIV (Inédite).

(Observation recueillie dans le Service de M. le prof. Guyot).

L. S..., 39 ans, cultivateur habitant Sainte-Foy la Grande, entre à l'hôpital Saint-André pour un ulcère de l'estomac le 7 février 1921. Il est placé dans le service de M. le professeur Guyot, salle 10, lit n° 3.

Cet homme raconte qu'il souffre de l'estomac depuis l'âge de 14 ans. Dès cet âge les digestions étaient douloureuses et s'accompagnaient de temps en temps de vomissements alimentaires; petit à petit ses souffrances devinrent plus prononcées. En 1909 on note de la diarrhée persistante et du mélœna. Ayant maigri notablement il entre le 30 novembre 1920 dans le service de M. le Dr Bousquet. Il y revint le 15 décembre 1920 pour des douleurs très accentuées du côté de la région épigastrique s'accompagnant de vomissements survenant 2 ou 3 heures après les repas.

A l'examen pas de tumeur apparente dans la région épigastrique. Point douloureux très net dans la région pylorique. La radiographie montre la présence d'un ulcère dans la région prépylorique. L'analyse des urines montre

Urée = 20 grammes par litre.
Constante d'Ambard = 0,007.
Mx = 13; Mn = 7 (au Pachon).
Globules rouges = 4.600.000
Hémoglobine = 80 %.

L'examen du suc gastrique après le repas d'épreuve pratiqué le 12 février 1921 donne :

Acidité totale en Hcl	3 gr. 45
Hcl libre	2 gr. 40
Pouvoir réducteur	3 gr. 20

Le diagnostic d'ulcère de la région pylorique est porté et le malade est opéré le 17 février 1921 par M. le professeur Guyot.

Anesthésie au chloroforme; G. E. au bouton de Jaboulay avec surjet séro-réreux de renforcement pour ulcère calleux de la régon pylorique avec sténose incomplète du pylore.

Ouverture du ventre : Inspection de l'estomac qui est distendu et présente dans la région prépylorique un rétrécissement en plaque blanchâtre et déformation de la grande courbure.

Cette partie paraît très indurée, on relève le grand épiploon et on attire les anses du colon transverse. Recherche de la première portion du jujémum. Recherche de la paroi de l'estomac à travers une brèche avasculaire du mésocolon transverse. Ponction de l'intestin grêle et mise en place d'une des parties du bouton. Ponction de l'estomac et mise en place de la 2e partie du bouton. Pour chacun d'eux un point au fil de lin est mis pour rétrécir l'ouverture. Les deux parties du bouton sont coaptées facilement. On fait au fil de lin un surjet séro-séreux circulaire.

L... subit une période de calme complet après l'opération. Il sort de l'hôpital le 15 mars 1921.

Au mois de juin le malade ressent quelques douleurs localisées, survenant après les repas et calmées par les vomissements que le malade provoque dans ce but. Le 7 décembre 1921 injection de sérum glucosé qui détermine du côté de la cuisse des accidents inflammatoires et gangréneux. La reprise des accidents douloureux étant due à la perméabilité du pylore le malade est opéré une seconde fois par M. le professeur Guyot le 29 février 1921. Dès l'ouverture du ventre on constate des adhérences nombreuses autour de l'estomac et dans la région pylorique un ulcère induré. Après avoir isolé la première partie du duodénum on passe 2 fils de crin autour de cette partie et on circonscrit ainsi la région pylorique par un fil double fermant complètement cette région. Au-dessus de ce fil on pratique une suture séro-séreuse au fil de lin; l'inspection de l'estomac montre au niveau de la bouche gastro-jéjunale le bouton solidement fixé. Après inspection de l'estomac on referme le ventre sans drainage.

Le malade quitte le service, la plaie complètement cicatrisée et déjà très amélioré quand à son estomac.

Revenu à la consultation de M. le professeur Guyot dans le courant de 1922, plus d'un an après la deuxième opération, cet homme était très amélioré.

Pas d'examen radioscopique depuis.

Cette observation confirme les conclusions de notre Chapitre I.

La G. E. simple est quelquefois insuffisante : si on la complète par l'exclusion du pylore les résultats sont meilleurs.

Elle montre en second lieu que cette exclusion du pylore peut être réalisée très simplement si on emploie la méthode de Parlavecchio : les résultats n'auraient pas été plus satisfaisants par la méthode classique (section), l'opération aurait été par contre plus longue et plus grave.

Observation XV (Inédite).

(Observation recueillie dans le service de M. le Pr Guyot).

C... A..., 39 ans, tonnelier habitant Sainte-Foy la Grande entre à l'hôpital Saint André dans le service de M. le professeur Guyot, salle 10, le 30 octobre 1920.

Dans ses antécédents: rougeole, coqueluche, oreillons, cette dernière affection s'étant accompagnée à 30 ans d'orchite gauche. En février 1915 : phlébite variqueuse suivie d'embolie pulmonaire. Versé dans le service auxiliaire pour hernie inguinale gauche, C. n'a pas fait de service. En mai 1915 il est mobilisé comme secrétaire d'hôpital. A signalé à 20 ans une blennorragie. Père et mère morts tous deux de tuberculose pulmonaire. Marié et père de 3 enfants en bonne santé.

Histoire de la maladie. — Ce malade souffre depuis 15 ans de l'estomac : la digestion est lente, difficile, douloureuse. Les douleurs vives apparaissent 3 ou 4 heures après les repas, et sont calmées par ingestion d'aliments. Ces douleurs reviennent par crises et par période espacées. Malgré tous les traitements médicaux employés cet homme continue à souffrir; il a maigri notablement.

Examen le 3 novembre 1920. — Il s'agit d'un homme bien constitué mais pâle et amaigri. Le ventre est ballonné; il est douloureux à la palpation sur un point situé à 5 ou 6 cm. au-dessus et à droite de l'ombilic. Le foie ne paraît pas augmenté de volume. La vésicule biliaire n'est pas perceptible. Depuis son entrée à l'hôpital le malade a des selles abondantes, noires, dues à une hémorragie provenant d'un ulcère du duodénum diagnostiqué par l'examen clinique et l'exploration radiographique. On note à ce moment un état d'anémie extrême (2.300.000 globules rouges) et dans les jours qui suivent apparaissent les signes d'une phlébite manifeste du membre inférieur gauche. Immobilisation dans une gouttière métallique. Au bout de quelques semaines amélioration notable de l'état général sous l'influence d'un traitement prolongé à l'hémostyl. Le chiffre des globules rouges atteint à ce moment, fin janvier 1921 : 5.000.000.

Opération le 10 février 1921 par M. le professeur Guyot.

Anesthésie à l'éther puis au chloroforme.

Incision épigastrique et para-ombilicale gauche. Exploration de l'estomac : gros estomac distendu et vascularisé. Dans la région pyloro-duodénale sur la face antérieure on aperçoit une plaque blanchâtre, d'aspect un peu gaufré, sans adhérences périphériques. On pratique une G. E. postérieure transmésocolique au bouton de Jaboulay renforcé par un surjet circulaire. La paroi stomacale très vascularisée saigne abondamment.

2e temps. — La région duodéno-pylorique explorée, on passe du côté de l'estomac, autour du pylore un fil de crin circulaire réalisant le cerclage de la région. Surjet antérieur séro-séreux. Attouchement du péritoine à l'éther. Suture de la paroi avec 3 fils d'argent. Drainage.

Suites opératoires. — Fièvre durant plusieurs jours. Crises nerveuses.

Au bout d'un mois le malade sort de l'hôpital : les douleurs n'ont pas reparu. Les selles ne sont plus noires, les forces reviennent.

Nous avons revu ce malade le 3 novembre 1922 c'est-à-dire près de 2 ans après son opération : le malade n'accuse aucun trouble, son poids est passé de 52 kilos (poids avant l'opération) à 70 kilos. Il a repris son ancien métier de tonnelier qui d'après lui est très pénible. Il suit encore un régime lacto-végétarien.

Un examen radioscopique est pratiqué à cette date. Il montre l'occlusion parfaite de l'exclusion pylorique, l'ancien pylore étant absolument imperméable et la bouche de G. E. fonctionnant comme un pylore normal. Ce malade est présenté à la Société de Médecine de Bordeaux dans la séance du 3 novembre 1922.

Observation XVI (Inédite).

(Recueillie dans le Service de M. le professeur Guyot).

A... C., 86 ans, commissionnaire, entre le 26 décembre 1921 à l'hôpital Saint-André dans le service de M. le professeur Guyot : salle 10, lit 5, pour un ulcère du duodénum.

Il souffre depuis 3 ans de crises douloureuses dans la région épigastrique accompagnées de nausées acides. Ses douleurs surviennent 3 ou 4 heures après le repas. Elles consistent en sensation de torsion siégeant dans la région épigastrique et un peu à droite de la ligne médiane et irradiant vers l'épaule droite : les crises paraissent calmées par l'alimentation. Au début, les douleurs survenaient périodiquement par crises durant 5 ou 6 jours avec intervalle de calme. Les périodes de crises devinrent plus fréquentes et plus pénibles il y a 2 ans ce qui décida ce malade à consulter M. le docteur Bousquet. Sous l'influence du régime prescrit et l'emploi du sel de Hunt cet homme fut très soulagé.

Il y a un an et demi le malade constate des selles noires correspondant avec une hématémèse rouge peu abondante. Depuis plusieurs mois le malade a perdu une quinzaine de kilogs. Cet amaigrissement le décide à entrer à l'hôpital.

Pas d'antécédents notables sauf l'absorbtion habituelle de 3 litres de vin par jour et de quelques petits verres.

La réaction de Meyer est positive. L'examen du suc gastrique montre une hyperacidité notable.

L'inspection de la région épigastrique ne révèle l'existence d'aucune tumeur.

L'examen radioscopique est peu net.

Opération par M. le professeur Guyot le 3 janvier 1922.

On trouve un ulcère de la région pylorique. 1er temps : G. E. au bouton de Jaboulay.

2e temps : isolement de la région pylorique antérieure dans laquelle on passe un fil double de crin. Ce fil est entièrement couvert en avant par un surjet séro-séreux.

Durée de l'opération 45 minutes à noter que l'hémostase du mésocolon a nécessité 2 ligatures.

Suites opératoires. — La douleur cesse aussitôt après l'opération et n'a jamais reparu depuis.

Revu le 20 juillet 1922 : les douleurs n'ont pas reparu. Les nausées acides n'existent plus. Le malade a bon appétit mange de tout et a repris son ancien métier très pénible de commissionnaire. Il a regagné 7 kilos sur les 15 perdus.

Le malade est revu le 21 novembre 1922. Son état général est très bon. Un examen radioscopique est pratiqué ; il montre que l'ancien pylore est absolument imperméable. L'estomac se vide normalement par la nouvelle bouche.

Observation XVII (Inédite).

(Observation recueillie dans le service de M. le Pr Guyot).

L. J..., 33 ans, employé de tramway entre à l'hôpital Saint-André salle 10, lit no 7, le 19 mars 1921.

Cet homme entre à l'hôpital avec le diagnostic d'ulcère de l'estomac. Sa maladie a commencé à l'âge de 20 ans. Après les repas il avait des poussées douloureuses survenant par période avec accalmie pendant un certain temps. Appétit conservé, alternative de diarrhée et de constipation. Depuis 3 mois, amaigrissement très marqué : le malade a perdu 14 kilos.

A l'examen on trouve un homme très amaigri, ne présentant pas de tumeur dans la région épigastrique mais un point très douloureux à la pression dans la région pylorique.

L'examen du suc gastrique donne : acidité combinée 1,16.

La radioscopie montre un estomac se remplissant et se vidant normalement; pas de déformation appréciable de la région pylorique.

Opération par M. le professeur Guyot, le 21 avril 1921 : anesthésie au chloroforme.

1er *temps.* — G. E. transmésocolique postérieure au bouton de Jaboulay avec exclusion du pylore. Dès le ventre ouvert on voit l'estomac très dilaté et l'exploration montre dans la région prépylorique, une tache laiteuse et la palpation à ce niveau donne la sensation d'une ulcération irrégulière. On procède alors au relèvement du colon transverse dans une zone avasculaire. On recherche la première anse jéjunale très facilement trouvée. On isole un segment de cette anse et on met en place le bouton de Jaboulay ce qui se fait très vite. L'anastomose du bouton se fait correctement et est complétée d'un surjet circulaire dont les deux extrémités sont liées.

2e *temps.* — Exclusion du pylore, au delà de l'ulcération; on isole la région pylorique après la ligature des artères de la grande et de la petite courbure. Un double crin est passé autour de la région pylorique qui l'enserre. Ce fil est enfoui en avant avec un surjet séro-séreux. Attouchement du péritoine à l'éther, fermeture sans drainage.

Le malade quitte l'hôpital considérablement amélioré.

Nous avons revu ce malade chez lui le 21 novembre 1922, c'est-à-dire 20 mois après l'opération : il a repris son ancien métier de conducteur de tramway. Il a regagné d'après lui son poids normal. Il continue néanmoins à user d'alcalins ressentant encore quelquefois quelques douleurs après les repas, ces douleurs dit-il sont légères et calmées par une petite quantité de bicarbonate de soude.

On ne peut se baser sur observations plus favorables nous semble-t-il pour affirmer l'excellence de la méthode de Parlavecchio.

Les 3 malades ont été très améliorés au point de vue fonctionnel. Tous 3 ont repris leur travail habituel et contrairement aux affirmations de certains auteurs qui déclarent qu'on ne peut obtenir par cette méthode que des résultats temporaires, l'examen radioscopique nous a montré qu'au bout de 21 mois chez l'un, de 11 mois chez l'autre, le pylore demeure exclu.

Nous tenons d'ailleurs à ajouter ici que l'examen radioscopique a été pratiqué sous nos yeux pour le premier dans le service de M. le docteur Debedat, par lui-même, pour le second dans le service de M. le professeur Bergonié en présence de M. le chef de clinique.

Dans l'un et dans l'autre cas, l'examen a été long et minutieux : il a été fort net : rien ne passait par le pylore.

∴

On pourrait nous reprocher en se basant sur l'observation qui va suivre que la G. E. même complétée par l'exclusion est aussi quelquefois insuffisante.

A cela, nous répondrons que lorsque le traitement chirurgical est indiqué, le chirurgien a le choix entre l'excision et la G. E. (qui selon nous doit être complétée par l'exclusion) : l'excision est la méthode de choix, mais elle n'est pas toujours possible et d'ailleurs il faut encore savoir que l'ulcère étant, comme le dit Kuttner, une manifestation isolée au cours d'une maladie générale, l'opération la mieux conduite ne permet pas toujours à l'abri d'une récidive.

A ce propos, nous tenons à faire remarquer que tous les opérés de M. le professeur Guyot dont nous relatons ici les observations continuent à suivre lontemps après l'intervention un régime et un traitement médical.

Ce sont des prédisposés à faire de l'ulcère, l'opération chirurgicale terminée, le traitement n'est pas fini.

C'est à ce prix seulement que l'on peut espérer obtenir des guérisons durables.

Observation XVIII

(Observation recueillie dans le service de M. le Pr Guyot).

T. M..., 38 ans, entre à l'hôpital pour douleurs épigastriques qui existent depuis longtemps, mais se sont accentuées ces jours derniers.

Il y a 18 ans, la malade éprouvait à intervalles irréguliers des douleurs épigastriques surtout vives après le repas du soir (elles réveillaient la malade dans la nuit vers 11 heures); elles donnaient la sensation de brûlure et s'irradiaient dans la région vertébrale. Les douleurs étaient presqu'aussitôt suivies de vomissements, alimentaires ou glaireux, avec parfois quelques filets de sang; ces vomissements étaient de quantité variable depuis le contenu d'un grand bol jusqu'à quelques glaires plus ou moins teintés de sang. Les douleurs étaient un peu calmées par les vomissements.

Ces crises douloureuses se répétaient à intervalles irréguliers variant entre 3 ou 4 jours et 1 mois.

Il y a 16 ans la malade eut une crise d'entérite muco-membraneuse qui fut traitée durant 7 ans par un régime sévère. Malgré ce régime les crises douloureuses persistaient.

En août 1921 les crises deviennent plus fréquentes et plus vives. La malade s'aperçoit alors que ses selles étaient très noires. Cet état persiste jusqu'au milieu d'octobre. A cette date la malade est atteinte d'ictère avec décoloration des selles. Péritonite, amélioration au bout d'un mois par application de glace sur l'abdomen.

En avril 1922 mélœna abondant.

La malade suit depuis 11 ou 12 ans un régime sévère (lait, riz, pâtes alimentaires) elle continue néanmoins à souffrir de l'estomac presque constamment.

L'examen de la malade pratiqué le 9 juin 1922 dénote à la palpation même légère une douleur très vive dans la région épigastrique; un point très douloureux siège un peu à gauche de la ligne médiane à 10 cm. environ au-dessus de l'ombilic. Pas de clapotage à jeun; le foie n'est pas augmenté de volume.

Radioscopie. — On constate au début de l'incontinence du pylore qui laisse passer une partie du bismuth dès que celui-ci a rempli l'estomac, puis l'évacuation gastrique est très lente et au bout de 20 min. plus de la moitié du bismuth reste encore dans l'estomac.

Ni au moment de la réplétion ni après l'évacuation on ne remarque de niches de Haudeck, ni de modification dans la forme de l'estomac.

Le poids de la malade est de 61 kilos, il y a 2 mois la malade pesait 65 kilos.

Le 19 juin 1922 l'examen pratiqué par M. le professeur Guyot décèle un point douloureux très net au niveau du duodénum; région appendiculaire un peu douloureuse.

Opération le 22 juin 1922 : ulcère de l'estomac région pylorique. Exclusion du pylore par la méthode de Parlavecchio avec G. E. postérieure au bouton de Jaboulay.

1° Incision médiane dans le creux épigastrique. Dès le ventre ouvert on attire l'estomac que l'on explore et dans la région du pylore on sent à la palpation un durcissement sans retentissement du côté péritonéal. On cercle la région pylorique avec un fil double de crin. A ce moment hémorragie veineuse peu importante dans épiploon gastro-hépatique. On met une ligature et on laisse une mèche.

2° G. E. post au bouton de Jaboulay.

Suites opératoires. — Vomissements abondants, noirâtres, dans la nuit. On applique de la glace sur le ventre; les vomissements cessent.

10 juillet 1922 : Plaie opératoire en parfait état, ventre souple, non douloureux. La malade n'est alimentée qu'avec tapioca et bouillon.

17 juillet 1922 : M. le professeur Guyot constate un bien meilleur état général : facies plus reposé, pouls régulier, ventre souple, un peu de douleur dans la région pylorique. La malade rend ce jour-là sans douleur, le bouton de Jaboulay.

La malade sort de l'hôpital le 12 août, très améliorée mais continuant néanmoins à souffrir d'une douleur sourde dans la région pylorique.

Le 5 septembre, la malade eut une crise douloureuse très vive sans vomissement mais accompagnée de méloena assez abondant; elle avait été précédée quelques jours auparavant de douleur dans la région du foie, de diarrhée bilieuse et de décoloration des fèces.

Cette crise dura 3 jours; durant cette crise elle s'aperçut que l'ingestion de viande surtout de viande crue calmait les douleurs et la malade en arriva à se nourrir surtout de jus de viande, de viande râpée et grillée.

Depuis cette époque, pas de nouvelle crise aussi violente, mais souffrant presque tous les jours 3 ou 4 heures après les repas elle va consulter M. le professeur Guyot qui la fait entrer à l'hôpital. Elle y entre le 8 novembre.

14 novembre 1922 : La malade souffre toute la journée dans toute la région abdominale. Cette douleur à 3 paroxysmes habituels l'un vers 10 heures du matin (3 heures après son petit déjeuner) l'autre vers 13 heures (3 heures après le repas de midi) le troisième dans la nuit (1 heure, 2 heures). Ces paroxysmes sont calmés par l'ingestion d'aliments (la malade à l'habitude de prendre à 15 heures une collation qui calme le paroxysme de l'après-midi).

Pas de vomissements, selles normales. Poids 51 kilos.

A la palpation : toute la région abdominale est douloureuse plus particulièrement la région épigastrique et le flanc gauche.

On trouve un point douloureux situé à 3 cm. environ du milieu de la ligne ombilico-xyphoïdienne.

La radioscopie pratiquée le 14 novembre 1922 montre que rien ne passe par le pylore qui demeure toujours exclu. La nouvelle bouche fonctionne comme un pylore normal.

Correspondant au point douloureux qu'accuse la malade à la palpation, la radioscopie montre, au niveau de la petite courbure une petite tache mais il n'y a pas à proprement parler de niche de Haudeck.

Cette observation montre cependant d'une façon nette que l'on peut obtenir une exclusion durable du pylore en employant le procédé de Parlavecchio : la radioscopie est encore affirmative sur ce point.

CONCLUSIONS

I. S'il est prouvé actuellement que la G. E. simple, donne très souvent d'excellents résultats dans les ulcères pyloriques et duodénaux, il est hors de doute que quelquefois cependant elle se montre insuffisante : les douleurs persistent, les hémorragies ne sont pas arrêtées. Si on complète l'opération par l'exclusion du pylore on note la disparition des douleurs, la diminution de l'hyperchlorhydrie, l'arrêt des hémorragies.

II. Parmi les très nombreux procédés d'exclusion préconisés, il en est un simple, rapide, n'ouvrant pas la cavité gastrique et supprimant ainsi les difficultés de la fermeture du bout duodénal dont la surface n'est pas péritonisée : c'est le procédé de Parlavecchio.

III. On a reproché à ce procédé :

1° la perforation possible de l'ulcère au cours de l'opération, il nous semble que ce danger n'est pas à craindre si on ne serre que modérément le lien.

2° l'infection péritonéale : celle-ci sera certainement évitée si on se sert de lien parfaitement stérile et si l'on a la précaution de l'enfouir sous un surjet séro-séreux.

3° de ne donner que des résultats temporaires : nous pensons avoir montré que l'on peut obtenir des résultats durables si l'on veut bien tenir compte des points essentiels suivants :

a) employer la méthode « à froid » sur des tuniques saines;

b) ne pas trop serrer le lien constricteur qui sera enfoui sous un surjet séro-séreux.

Parlavecchio l'avait déjà préconisé : les chirurgiens qui ont respecté ces 2 points ont obtenu des exclusions durables.

c) le fil de crin facilement stérilisable, moins coupant que la soie et ayant donné entre les mains de M. le professeur Guyot d'excellents résultats, nous semble être le lien de choix.

IV. Le procédé de Parlavecchio, si simple, donnant des résultats durables, excellents est le procédé de choix pour réaliser l'exclusion du pylore qui doit compléter à notre avis toute G. E faite pour ulcère pylorique ou duodénal.

L'opération n'est ni plus longue ni plus grave, les résultats sont plus sûrs.

BIBLIOGRAPHIE

Amza Jianu. — Les indications de l'exclusion du pylore. (*Archives provinciales de chirurgie*, mai 1910).

Amza Jianu et Grossmann. — Die Veræengerungen der Magenschleim-haut (*Archiv. für Verdaunngskrankheilen*, Bd. XVI, H. 2, 1910).

Avoni. — Recherches expérimentales sur l'exclusion du duodénum. (*Bulletino della Scienze Mediche di Bologna*, anno LXXXIII, vol. XII, déc. 1912).

Berg. — Einseitige auschaltung des duodénum bei perforienden Geschwürbildungen an des hinteren wand des absteigenden duodenalastes. (*Zentralblatt für chirurgie*, 23 mai 1903).

— Fistule duodénale, traitement par gastro-jéjunostomie et exclusion pylorique. (*Annals of Surgery*, 1907, p. 721).

Beule (de). — La pylorraphie comme complément de la G. E. dans le traitement de l'ulcère gastrique. (*Soc. belge de chirurgie*, oct. 1910).

Bier. — (*Chirurgische opérationslehre* (Bd II, p. 431, Barth édit., 1912).

Biondi Domenico, Schiassi, Parlavecchio. — XXIVe congrès de la Soc. Italienne de chirurgie. (Compte rendu in *Clinica Chirurgica*, 30 nov. 1912).

Borszeky et Barav. — Traitement de l'ulcère calleux de l'estomac. (*Beiträge zur klinischen chirurgie*, Bd LXXVII, H. 2 février 1912).

Cackovic. — Einseitige auschallung des duodénum bei perforienden Geschwürbildungen an des hinteren Wand des absteigenden Duodenalastes (*Zentralblatt für chirurgie*, 20 juin 1903).

Desgoutte (Bérard Leriche). — Discussion à la Soc. de Chirurgie de Lyon. (*Lyon chirurgical*, 1914, p. 390).

Delagénière.— Ulcère du duodénum (*Bull. et mémoires de la Soc. chirurgie*, 15 nov. 1910).

— Indications de l'exclusion du pylore. (*Thèse Paris*, 1911-12).

Denéchan. — Suites éloignées de la G. E. (*Thèse* **Paris**, 1906-07).

Dominici. — L'exclusion intestinale par le procédé de Parlavecchio (*Deutsche Zeitschrift für Chirurgie*, Bd 118, p. 399).

Doyen. — Compte-rendu du VIIe congrès de chirurgie. (*in Revue de chirurgie*, mai 1893, t. XIII).

— *Traitement chirurgical des affections de l'estomac et du duodénum* (Rueff édit., 1895).

Euriquez et Gosset. — Remarques sur l'exclusion du pylore. (*Mémoires de la Soc. de chirurgie*, 12 mars 1914).

Girard. — Ulcère du duodénum (*Revue médicale Suisse Romande* 20 juin 1911).

Georgesco. — Procédé de Biondi modifié. (*Presse médicale*, 26 janvier 1921).

Haertel. — La G. E. en radiographie. (*Deutsche Zeitschrift für Chirurgie*, 1911, n° 3 et 4).

Hartmann. — *Bulletin de la Société de chirurgie*, 1907, p. 279).

— *Bulletin de la Société de chirurgie*, (1910, p. 1073).

Hesse (O.). — Die G. E. en Roentgenbilde. (*Zeitsch f. Roengenkunde*, 1912, Bd 14).

Jeandel. — Exclusion du pylore par le procédé de Lambotte. (*Thèse* (Paris, 1917-18).

Jonnesco. — XXIe congrès français de chirurgie. (*Presse Méd.*, 1908, p. 670).

— XXIIIe congrès français de chirurgie. (*Compte rendu*, p. 575).

Kocher. — Sur la valeur de la G. E. (*Deutsche Zeitschrift für Chirurgie*, t. CXVI).

Küttner. — *L'ulcus du duodénum.* (Karger édit., Berlin, 1921).

Lambotte. — (Rapport au congrès chirurgie de New-York . (*The Lancet*, 1914,).

Lecène. — Traitement chirurgical des ulcères du duodénum. (*Journal de méd. et de chirurg. pratique*, tome XC, 25 fév. 19).

Leriche et Bressot. — L'exclusion du pylore. (*Lyon chirurgical*, oct. 1911, p. 413).

Leriche. — Comment faut-il réaliser l'exclusion du pylore. (*Lyon chirurg* 1919, p. 27).

Mayo. — Duodénal ulcer. (*Annals of Surgery*, déc. 1904, n° 6).

Molinard. — Comment faut-il réaliser l'exclusion du pylore. (*th.* Lyon 1911-12).

Oliva et Paganelli. — L'exclusion du pylore par la méthode de Parlavecchio. (*Clinic chirùrg.*, Milano, 1912, t. XX).

Papadopoulos. — Suites éloignées et valeur de la G.E.(*Thèse* Paris 1910)

Parlavecchio. — Nuovo methodo per l'exclusione del piloro. (*Il policlinico* anno XVII, fasc. 17, 24 avril 1920).

— L'exclusion du pylore par bandelette et non par lacet. (*Presse, médicale*, 26 avril 1913).

Pavone. — L'exclusion pylorique. (*Annali italiani di chirurgica*, anno I, fasc. 2 3, 30 mai 1922).

Poddighe. — Sur l'exclusion du pylore. (*Clinica chirurgica*,31 mai 1913)

Pelaez. — Traitement chirurgical de l'ulcus gastrique. (*Revista espagnola de Cirurgia*, juin 1919, n° 6).

Quénu. — De l'exclusion du pylore dans un cas d'hémorragie aiguë. (*Bull. et mém. de la Soc. de Chir.* Paris, 23 nov. 1910, T. XXXVI, n° 34).

Randisi. — L'exclusione del piloro col méthodo Parlavecchio, (*Clin. chirurgica*, 31 décembre 1910).

— Exclusion pylorique permanente. (*Clin.chirirgica* du 28 fév.1914).

Ricard et Pauchet. — Ulcère duodénal, son traitement chirurgical. (*XXIIIe congrès français de chirurgie*, 1910).

Séguinot. — De la nécessité de l'exclusion du pylore comme complément à la G. E. (*Thèse* Paris, 1912-13).

Tuffier. — *Bulletin Soc. chirurgie*, 1907, p. 1274).

Vautrin. — L'exclusion du duodénum. (*Rev. de chirurg.*, 10 mai 1912, p. 685).

Von Eiselsberg. — Zur Ausschaltung inoperablen Pylorusstriktung. (*Arch. für klinische Chirurgie*, 1895, Bd 50).

Von Tappeiner. — Recherches expérimentales sur l'exclusion du pylore. (*Beiträge zur klinische Chirurgie*, Bd 80, H. 2, sept. 1912).

Wilms. — Ligature et exclusion du pylore avec une bandelette aponévrotique. (*Deutsche médizinische Wochenschrift*, 18 janv. 1912, n° 3).

TABLE DES MATIÈRES

www.ingramcontent.com/pod-product-compliance
Ingram Content Group UK Ltd.
Pitfield, Milton Keynes, MK11 3LW, UK
UKHW021001180726
13838UKWH00003B/1415

9 782329 03753